DIESER KALENDER GEHÖRT:

....

2020

Januar
S	M	D	M	D	F	S
			1	2	3	4
5	6	7	8	9	10	11
12	13	14	15	16	17	18
19	20	21	22	23	24	25
26	27	28	29	30	31	

Februar
S	M	D	M	D	F	S
						1
2	3	4	5	6	7	8
9	10	11	12	13	14	15
16	17	18	19	20	21	22
23	24	25	26	27	28	29

März
S	M	D	M	D	F	S
1	2	3	4	5	6	7
8	9	10	11	12	13	14
15	16	17	18	19	20	21
22	23	24	25	26	27	28
29	30	31				

April
S	M	D	M	D	F	S
			1	2	3	4
5	6	7	8	9	10	11
12	13	14	15	16	17	18
19	20	21	22	23	24	25
26	27	28	29	30		

Mai
S	M	D	M	D	F	S
					1	2
3	4	5	6	7	8	9
10	11	12	13	14	15	16
17	18	19	20	21	22	23
24	25	26	27	28	29	30
31						

Juni
S	M	D	M	D	F	S
	1	2	3	4	5	6
7	8	9	10	11	12	13
14	15	16	17	18	19	20
21	22	23	24	25	26	27
28	29	30				

Juli
S	M	D	M	D	F	S
			1	2	3	4
5	6	7	8	9	10	11
12	13	14	15	16	17	18
19	20	21	22	23	24	25
26	27	28	29	30	31	

August
S	M	D	M	D	F	S
						1
2	3	4	5	6	7	8
9	10	11	12	13	14	15
16	17	18	19	20	21	22
23	24	25	26	27	28	29
30	31					

September
S	M	D	M	D	F	S
		1	2	3	4	5
6	7	8	9	10	11	12
13	14	15	16	17	18	19
20	21	22	23	24	25	26
27	28	29	30			

Oktober
S	M	D	M	D	F	S
				1	2	3
4	5	6	7	8	9	10
11	12	13	14	15	16	17
18	19	20	21	22	23	24
25	26	27	28	29	30	31

November
S	M	D	M	D	F	S
1	2	3	4	5	6	7
8	9	10	11	12	13	14
15	16	17	18	19	20	21
22	23	24	25	26	27	28
29	30					

Dezember
S	M	D	M	D	F	S
		1	2	3	4	5
6	7	8	9	10	11	12
13	14	15	16	17	18	19
20	21	22	23	24	25	26
27	28	29	30	31		

Januar 2020

So	Mo	Di	Mi	Do	Fr	Sa
29	30	31	1 Neujahr	2	3	4
5	6 Heilige Drei Könige	7	8	9	10	11
12	13	14	15	16	17	18
19	20	21	22	23	24	25
26	27	28	29	30	31	1

Februar 2020

So	Mo	Di	Mi	Do	Fr	Sa
26	27	28	29	30	31	1
2	3	4	5	6	7	8
9	10	11	12	13	14	15
16	17	18	19	20	21	22
23	24	25	26	27	28	29

März 2020

So	Mo	Di	Mi	Do	Fr	Sa
1	2	3	4	5	6	7
8 Internationaler Frauentag	9	10	11	12	13	14
15	16	17	18	19	20	21
22	23	24	25	26	27	28
29	30	31	1	2	3	4

April 2020

So	Mo	Di	Mi	Do	Fr	Sa
29	30	31	1	2	3	4
5	6	7	8	9	10 Karfreitag	11
12 Ostersonntag	13 Ostermontag	14	15	16	17	18
19	20	21	22	23	24	25
26	27	28	29	30	1	2

Mai 2020

So	Mo	Di	Mi	Do	Fr	Sa
26	27	28	29	30	1 Tag der Arbeit	2
3	4	5	6	7	8	9
10	11	12	13	14	15	16
17	18	19	20	21 Christi Himmelfahrt	22	23
24	25	26	27	28	29	30
31 Pfingstsonntag	1	2	3	4	5	6

Juni 2020

So	Mo	Di	Mi	Do	Fr	Sa
31	1 Pfingstmontag	2	3	4	5	6
7	8	9	10	11	12	13
14	15	16	17	18	19	20
21	22	23	24	25	26	27
28	29	30	1	2	3	4

Juli 2020

So	Mo	Di	Mi	Do	Fr	Sa
28	29	30	1	2	3	4
5	6	7	8	9	10	11
12	13	14	15	16	17	18
19	20	21	22	23	24	25
26	27	28	29	30	31	1

August 2020

So	Mo	Di	Mi	Do	Fr	Sa
26	27	28	29	30	31	1
2	3	4	5	6	7	8
9	10	11	12	13	14	15
16	17	18	19	20	21	22
23	24	25	26	27	28	29
30	31	1	2	3	4	5

September 2020

So	Mo	Di	Mi	Do	Fr	Sa
30	31	1	2	3	4	5
6	7	8	9	10	11	12
13	14	15	16	17	18	19
20	21	22	23	24	25	26
27	28	29	30	1	2	3

Oktober 2020

So	Mo	Di	Mi	Do	Fr	Sa
27	28	29	30	1	2	3 Tag der deutschen Einheit
4	5	6	7	8	9	10
11	12	13	14	15	16	17
18	19	20	21	22	23	24
25	26	27	28	29	30	31 Reformationstag

November 2020

So	Mo	Di	Mi	Do	Fr	Sa
1	2	3	4	5	6	7
8	9	10	11	12	13	14
15	16	17	18	19	20	21
22	23	24	25	26	27	28
29	30	1	2	3	4	5

Dezember 2020

So	Mo	Di	Mi	Do	Fr	Sa
29	30	1	2	3	4	5
6	7	8	9	10	11	12
13	14	15	16	17	18	19
20	21	22	23	24 Heiligabend	25 1. Weihnachtstag	26 2. Weihnachtstag
27	28	29	30	31	1	2

JANUAR

WOCHE 1

○ 30. MONTAG
   (DEZEMBER)

                                                WICHTIG

○ 31. DIENSTAG
   (DEZEMBER)

○ 1. MITTWOCH
   (NEUJAHR)

                                                TO DO

○ 2. DONNERSTAG

○ 3. FREITAG

○ 4. SAMSTAG / 5. SONNTAG

JANUAR
WOCHE 2

○ 6. MONTAG (HEILIGE DREI KÖNIGE)

WICHTIG

○ 7. DIENSTAG

○ 8. MITTWOCH

TO DO

○ 9. DONNERSTAG

○ 10. FREITAG

○ 11. SAMSTAG / 12. SONNTAG

JANUAR

WOCHE 3

○ 13. MONTAG

WICHTIG

○ 14. DIENSTAG

○ 15. MITTWOCH

TO DO

○ 16. DONNERSTAG

○ 17. FREITAG

○ 18. SAMSTAG / 19. SONNTAG

JANUAR
WOCHE 4

○ 20. MONTAG

                                                  WICHTIG

○ 21. DIENSTAG

○ 22. MITTWOCH

                                                  TO DO

○ 23. DONNERSTAG

○ 24. FREITAG

○ 25. SAMSTAG / 26. SONNTAG

JANUAR/ FEBRUAR
WOCHE 5

○ 27. MONTAG

WICHTIG

○ 28. DIENSTAG

○ 29. MITTWOCH

TO DO

○ 30. DONNERSTAG

○ 31. FREITAG

FEBRUAR

○ 1. SAMSTAG / 2. SONNTAG

FEBRUAR
WOCHE 6

○ 3. MONTAG

WICHTIG

○ 4. DIENSTAG

○ 5. MITTWOCH

TO DO

○ 6. DONNERSTAG

○ 7. FREITAG

○ 8. SAMSTAG / 9. SONNTAG

FEBRUAR

WOCHE 7

○ 10. MONTAG

WICHTIG

○ 11. DIENSTAG

○ 12. MITTWOCH

TO DO

○ 13. DONNERSTAG

○ 14. FREITAG

○ 15. SAMSTAG / 16. SONNTAG

FEBRUAR

WOCHE 8

○ 17. MONTAG

○ 18. DIENSTAG

WICHTIG

○ 19. MITTWOCH

TO DO

○ 20. DONNERSTAG

○ 21. FREITAG

○ 22. SAMSTAG / 23. SONNTAG

FEBRUAR/ MÄRZ

WOCHE 9

○ 24. MONTAG

WICHTIG

○ 25. DIENSTAG

○ 26. MITTWOCH

TO DO

○ 27. DONNERSTAG

○ 28. FREITAG

MÄRZ

○ 29. SAMSTAG / 1. SONNTAG

MÄRZ
WOCHE 10

○ 2. MONTAG

WICHTIG

○ 3. DIENSTAG

○ 4. MITTWOCH

TO DO

○ 5. DONNERSTAG

○ 6. FREITAG

○ 7. SAMSTAG / 8. SONNTAG
(8.: INTERNATIONALER
FRAUENTAG)

MÄRZ
WOCHE 11

○ 9. MONTAG

                              WICHTIG

○ 10. DIENSTAG

○ 11. MITTWOCH

                              TO DO

○ 12. DONNERSTAG

○ 13. FREITAG

○ 14. SAMSTAG / 15. SONNTAG

MÄRZ
WOCHE 12

○ 16. MONTAG

WICHTIG

○ 17. DIENSTAG

○ 18. MITTWOCH

TO DO

○ 19. DONNERSTAG

○ 20. FREITAG

○ 21. SAMSTAG / 22. SONNTAG

MÄRZ
WOCHE 13

○ 23. MONTAG

WICHTIG

○ 24. DIENSTAG

○ 25. MITTWOCH

TO DO

○ 26. DONNERSTAG

○ 27. FREITAG

○ 28. SAMSTAG / 29. SONNTAG

MÄRZ/ APRIL

WOCHE 14

○ 30. MONTAG

WICHTIG

○ 31. DIENSTAG

APRIL

○ 1. MITTWOCH

TO DO

○ 2. DONNERSTAG

○ 3. FREITAG

○ 4. SAMSTAG / 5. SONNTAG

APRIL
WOCHE 15

○ 6. MONTAG

○ 7. DIENSTAG

○ 8. MITTWOCH

○ 9. DONNERSTAG

○ 10. FREITAG
(KARFREITAG)

○ 11. SAMSTAG / 12. SONNTAG
(OSTERSONNTAG)

WICHTIG

TO DO

APRIL
WOCHE 16

○ 13. MONTAG
(OSTERMONTAG)

WICHTIG

○ 14. DIENSTAG

○ 15. MITTWOCH

TO DO

○ 16. DONNERSTAG

○ 17. FREITAG

○ 18. SAMSTAG / 19. SONNTAG

APRIL
WOCHE 17

○ 20. MONTAG

WICHTIG

○ 21. DIENSTAG

○ 22. MITTWOCH

TO DO

○ 23. DONNERSTAG

○ 24. FREITAG

○ 25. SAMSTAG / 26. SONNTAG

APRIL/ MAI
WOCHE 18

○ 27. MONTAG

WICHTIG

○ 28. DIENSTAG

○ 29. MITTWOCH

TO DO

○ 30. DONNERSTAG

MAI

○ 1. FREITAG (TAG DER ARBEIT)

○ 2. SAMSTAG / 3. SONNTAG

MAI
WOCHE 19

○ 4. MONTAG

WICHTIG

○ 5. DIENSTAG

○ 6. MITTWOCH

TO DO

○ 7. DONNERSTAG

○ 8. FREITAG

○ 9. SAMSTAG / 10. SONNTAG

MAI
WOCHE 20

○ 11. MONTAG

WICHTIG

○ 12. DIENSTAG

○ 13. MITTWOCH

TO DO

○ 14. DONNERSTAG

○ 15. FREITAG

○ 16. SAMSTAG / 17. SONNTAG

MAI

WOCHE 21

○ 18. MONTAG

WICHTIG

○ 19. DIENSTAG

○ 20. MITTWOCH

TO DO

○ 21. DONNERSTAG
(CHISTI HIMMELFAHRT)

○ 22. FREITAG

○ 23. SAMSTAG / 24. SONNTAG

MAI
WOCHE 22

○ 25. MONTAG

WICHTIG

○ 26. DIENSTAG

○ 27. MITTWOCH

TO DO

○ 28. DONNERSTAG

○ 29. FREITAG

○ 30. SAMSTAG / 31. SONNTAG

JUNI
WOCHE 23

○ 1. MONTAG
(PFINGSTMONTAG)

WICHTIG

○ 2. DIENSTAG

○ 3. MITTWOCH

TO DO

○ 4. DONNERSTAG

○ 5. FREITAG

○ 6. SAMSTAG / 7. SONNTAG
(PFINGSTSONNTAG)

JUNI
WOCHE 24

○ 8. MONTAG

WICHTIG

○ 9. DIENSTAG

○ 10. MITTWOCH

TO DO

○ 11. DONNERSTAG
(FRONLEICHNAM)

○ 12. FREITAG

○ 13. SAMSTAG / 14. SONNTAG

JUNI
WOCHE 25

○ 15. MONTAG

WICHTIG

○ 16. DIENSTAG

○ 17. MITTWOCH

TO DO

○ 18. DONNERSTAG

○ 19. FREITAG

○ 20. SAMSTAG / 21. SONNTAG

JUNI

WOCHE 26

○ 22. MONTAG

WICHTIG

○ 23. DIENSTAG

○ 24. MITTWOCH

TO DO

○ 25. DONNERSTAG

○ 26. FREITAG

○ 27. SAMSTAG / 28. SONNTAG

JUNI/ JULI
WOCHE 27

○ 29. MONTAG

WICHTIG

○ 30. DIENSTAG

JULI

○ 1. MITTWOCH

TO DO

○ 2. DONNERSTAG

○ 3. FREITAG

○ 4. SAMSTAG / 5. SONNTAG

JULI
WOCHE 28

○ 6. MONTAG

WICHTIG

○ 7. DIENSTAG

○ 8. MITTWOCH

TO DO

○ 9. DONNERSTAG

○ 10. FREITAG

○ 11. SAMSTAG / 12. SONNTAG

JULI
WOCHE 29

○ 13. MONTAG

WICHTIG

○ 14. DIENSTAG

○ 15. MITTWOCH

TO DO

○ 16. DONNERSTAG

○ 17. FREITAG

○ 18. SAMSTAG / 19. SONNTAG

JULI

WOCHE 30

○ 20. MONTAG

WICHTIG

○ 21. DIENSTAG

○ 22. MITTWOCH

TO DO

○ 23. DONNERSTAG

○ 24. FREITAG

○ 25. SAMSTAG / 26. SONNTAG

JULI/ AUGUST

WOCHE 31

○ 27. MONTAG

WICHTIG

○ 28. DIENSTAG

○ 29. MITTWOCH

TO DO

○ 30. DONNERSTAG

○ 31. FREITAG

AUGUST

○ 1. SAMSTAG / 2. SONNTAG

AUGUST
WOCHE 32

○ 3. MONTAG

WICHTIG

○ 4. DIENSTAG

○ 5. MITTWOCH

TO DO

○ 6. DONNERSTAG

○ 7. FREITAG

○ 8. SAMSTAG / 9. SONNTAG

AUGUST
WOCHE 33

○ 10. MONTAG

○ 11. DIENSTAG

○ 12. MITTWOCH

○ 13. DONNERSTAG

○ 14. FREITAG

○ 15. SAMSTAG / 16. SONNTAG

WICHTIG

TO DO

AUGUST
WOCHE 34

○ 17. MONTAG

WICHTIG

○ 18. DIENSTAG

○ 19. MITTWOCH

TO DO

○ 20. DONNERSTAG

○ 21. FREITAG

○ 22. SAMSTAG / 23. SONNTAG

AUGUST
WOCHE 35

○ 24. MONTAG

WICHTIG

○ 25. DIENSTAG

○ 26. MITTWOCH

TO DO

○ 27. DONNERSTAG

○ 28. FREITAG

○ 29. SAMSTAG / 30. SONNTAG

AUGUST/ SEPTEMBER
WOCHE 36

○ 31. MONTAG

SEPTEMBER

○ 1. DIENSTAG

○ 2. MITTWOCH

○ 3. DONNERSTAG

○ 4. FREITAG

○ 5. SAMSTAG / 6. SONNTAG

WICHTIG

TO DO

SEPTEMBER
WOCHE 37

○ 7. MONTAG

WICHTIG

○ 8. DIENSTAG

○ 9. MITTWOCH

TO DO

○ 10. DONNERSTAG

○ 11. FREITAG

○ 12. SAMSTAG / 13. SONNTAG

SEPTEMBER
WOCHE 38

○ 14. MONTAG

WICHTIG

○ 15. DIENSTAG

○ 16. MITTWOCH

TO DO

○ 17. DONNERSTAG

○ 18. FREITAG

○ 19. SAMSTAG / 20. SONNTAG

SEPTEMBER

WOCHE 39

○ 21. MONTAG

WICHTIG

○ 22. DIENSTAG

○ 23. MITTWOCH

TO DO

○ 24. DONNERSTAG

○ 25. FREITAG

○ 26. SAMSTAG / 27. SONNTAG

SEPTEMBER/ OKTOBER

WOCHE 40

○ 28. MONTAG

                                  WICHTIG

○ 29. DIENSTAG

○ 30. MITTWOCH

OKTOBER

                                  TO DO

○ 1. DONNERSTAG

○ 2. FREITAG

○ 3. SAMSTAG / 4. SONNTAG
(3.10.: TAG DER
DEUTSCHEN EINHEIT)

OKTOBER

WOCHE 41

○ 5. MONTAG

WICHTIG

○ 6. DIENSTAG

○ 7. MITTWOCH

TO DO

○ 8. DONNERSTAG

○ 9. FREITAG

○ 10. SAMSTAG / 11. SONNTAG

OKTOBER

WOCHE 42

○ 12. MONTAG

○ 13. DIENSTAG

WICHTIG

○ 14. MITTWOCH

TO DO

○ 15. DONNERSTAG

○ 16. FREITAG

○ 17. SAMSTAG / 18. SONNTAG

OKTOBER

WOCHE 43

○ 19. MONTAG

WICHTIG

○ 20. DIENSTAG

○ 21. MITTWOCH

TO DO

○ 22. DONNERSTAG

○ 23. FREITAG

○ 24. SAMSTAG / 25. SONNTAG

OKTOBER/ NOVEMBER

WOCHE 44

○ 26. MONTAG

WICHTIG

○ 27. DIENSTAG

○ 28. MITTWOCH

TO DO

○ 29. DONNERSTAG

○ 30. FREITAG

NOVEMBER

○ 31. SAMSTAG / 1. SONNTAG
  (31.10.: REFORMATIONSTAG)

NOVEMBER
WOCHE 45

- ○ 2. MONTAG

- ○ 3. DIENSTAG

- ○ 4. MITTWOCH

- ○ 5. DONNERSTAG

- ○ 6. FREITAG

- ○ 7. SAMSTAG / 8. SONNTAG

WICHTIG

TO DO

NOVEMBER

WOCHE 46

○ 9. MONTAG

WICHTIG

○ 10. DIENSTAG

○ 11. MITTWOCH

TO DO

○ 12. DONNERSTAG

○ 13. FREITAG

○ 14. SAMSTAG / 15. SONNTAG

NOVEMBER

WOCHE 47

○ 16. MONTAG

WICHTIG

○ 17. DIENSTAG

○ 18. MITTWOCH

TO DO

○ 19. DONNERSTAG

○ 20. FREITAG

○ 21. SAMSTAG / 22. SONNTAG

NOVEMBER

WOCHE 48

○ 23. MONTAG

○ 24. DIENSTAG

○ 25. MITTWOCH

○ 26. DONNERSTAG

○ 27. FREITAG

○ 28. SAMSTAG / 29. SONNTAG

WICHTIG

TO DO

NOVEMBER/ DEZEMBER

WOCHE 49

○ 30. MONTAG

DEZEMBER

○ 1. DIENSTAG

○ 2. MITTWOCH

○ 3. DONNERSTAG

○ 4. FREITAG

○ 5. SAMSTAG / 6. SONNTAG

WICHTIG

TO DO

DEZEMBER

WOCHE 50

○ 7. MONTAG

WICHTIG

○ 8. DIENSTAG

○ 9. MITTWOCH

TO DO

○ 10. DONNERSTAG

○ 11. FREITAG

○ 12. SAMSTAG / 13. SONNTAG

DEZEMBER

WOCHE 51

○ 14. MONTAG

○ 15. DIENSTAG

○ 16. MITTWOCH

○ 17. DONNERSTAG

○ 18. FREITAG

○ 19. SAMSTAG / 20. SONNTAG

WICHTIG

TO DO

DEZEMBER
WOCHE 52

○ 21. MONTAG

WICHTIG

○ 22. DIENSTAG

○ 23. MITTWOCH

TO DO

○ 24. DONNERSTAG

○ 25. FREITAG (1. WEIHNACHTSTAG)

○ 26. SAMSTAG / 27. SONNTAG
(26.12.: 2. WEIHNACHTSTAG)

DEZEMBER

WOCHE 53

○ 28. MONTAG

WICHTIG

○ 29. DIENSTAG

○ 30. MITTWOCH

TO DO

○ 31. DONNERSTAG

○ 1. FREITAG

○ 2. SAMSTAG / 3. SONNTAG

Selbstverleger: Pierre Nabel, Pütthauserstraße 22, 26389 Wilhelmshaven

www.ingramcontent.com/pod-product-compliance
Lightning Source LLC
Chambersburg PA
CBHW070500220526
45466CB00004B/1898